AF494495

GUIDE MÉDICAL DU BAIGNEUR

AUX EAUX THERMALES

DU MONT-DORE

PAR

Le Docteur CHABORY-BERTRAND

ANCIEN CHEF DE SERVICE DE MM. BERTRAND, EX-INSPECTEURS DES EAUX DU MONT DORE,

MÉDECIN CONSULTANT AU MONT-DORE.

AU MONT-DORE

CHEZ L'AUTEUR.

GUIDE MÉDICAL DU BAIGNEUR

AUX EAUX THERMALES DU MONT-DORE

DÉPÔT LÉGAL
Seine
N° 4392
1865

BIBLIOTHÈQUE IMPÉRIALE

Topographie du Mont-Dore. — (*mons Duranius*, mont de la Dore) est une petite ville du département du Puy-de-Dôme, à 40 kilomètres sud de Clermont-Ferrand. Deux routes conduisent de Clermont au Mont-Dore : l'une traverse Rochefort, sa longueur est de 53 kilomètres; l'autre, plus courte de 12 kilomètres, passe par Randanne, où repose le comte de Montlosier.

La ville des bains, située à 1046 mètres au-dessus du niveau de la mer, est assise à un kilomètre de l'extrémité nord d'une vallée profonde que ferme au sud le pic de Sancy, ce géant de l'Auvergne qui atteint 1889 mètres. Cette vallée, arrosée par les flots naissants de la Dordogne, va en se rétrécissant à mesure qu'elle s'éloigne du pic de Sancy. La ville est bien bâtie, des hôtels confortables ont remplacé les dégoûtantes masures qu'on voyait encore au commencement de ce siècle, et l'établissement thermal est certainement un des plus beaux et des plus complets que l'on connaisse.

Climatologie. — L'hiver est précoce au Mont-Dore et y dure longtemps. A peine la neige disparaît-elle de la vallée avant la fin d'avril, et quelquefois le pic de Sancy n'en est pas encore dégarni dans les premiers jours de juillet. Aussi les chaleurs de l'été y sont tempérées, avantage précieux du climat des montagnes, qui vient puissamment seconder l'action bienfaisante des eaux. C'est donc à tort que pendant longtemps on a prétendu que la grande élévation du Mont Dore nuisait au bon effet des eaux; cette assertion est dénuée de tout fondement, et une observation attentive devait la réduire à néant. Dès 1840, Bertrand père s'était chargé d'y répondre : « Il est vrai, écrivait à cette époque le savant inspecteur, qu'au Mont-Dore, comme dans les pays montagneux, il arrive que les orages sont suivis d'un abaissement de température, mais passager comme eux; dire qu'un froid vif règne matin et soir dans la vallée si profondément encaissée du Mont-Dore, c'est fonder la règle sur l'exception. Il y a plus, il importe de soustraire les phthisiques à l'action débilitante des grosses chaleurs de l'été : c'est pendant cette saison qu'on va au Mont-Dore; loin d'être nuisible, il est constant qu'à cette époque de l'année l'air y jouit d'une influence vivifiante autant que salutaire. » Et ce n'est pas là une opinion isolée, intéressée, comme on pourrait le croire. M. Patissier, dans un savant mémoire sur le traitement de la phthisie pulmonaire, publié dans les *Annales de la Société d'hydrologie médicale de Paris*, t. IV, p. 95, a établi que si les eaux du Mont-Dore jouissent d'un renom spécial dans le traitement de cette redoutable maladie, elles le doivent en partie à leur position topographique, qui les met à l'abri des chaleurs accablantes de l'été. De plus, ajoute le même auteur, l'altitude est un point fort important pour la fonction respiratoire. Les personnes qui ont ce qu'on appelle la poitrine délicate, irritable, qui s'enrhument facilement, ont besoin d'une atmosphère dont la pression ne soit pas trop forte; condition favorable qui se trouve encore au Mont-Dore.

Les faits que nous signalons sont aujourd'hui généralement acceptés, et tous les observateurs s'accordent sur ce point. C'est ainsi que M. Lombard, de Genève, en étudiant l'influence physiologique des climats alpestres, a pu constater que lorsque la localité choisie pour y demeurer ne dépassait pas 1000 à 1500 mètres, la respiration devenait plus libre, la circulation plus régulière et la digestion plus facile; que, partant, il en résultait une hématose plus complète et une assimilation plus active. Une observation rigoureuse a appris à ce médecin distingué qu'un grand nombre de maladies étaient améliorées par le séjour sur les montagnes, dont l'air vif convenait en particulier aux convalescents affaiblis par une longue maladie, et pouvait combattre avantageusement plusieurs formes de la chlorose; l'anémie et l'anasarque ne dépendant pas, cela va sans dire, d'une maladie organique du cœur; la phthisie pulmonaire sans fièvre hectique; le catarrhe, l'asthme humide, etc. Ajoutons, dit M. Lombard, que pour la curation de ces dernières maladies, il existe un précieux adjuvant dans les émanations résineuses que l'on respire au milieu des forêts de sapins. Cette atmosphère balsamique exerce une influence très-salutaire sur la sécrétion bronchique, qu'elle contribue à rendre moins abondante. (*Les climats des montagnes considérés au point de vue médical*, par le docteur H. C. Lombard, ancien médecin en chef de l'hôpital général de Genève, etc. Genève, 1858.)

Toutes ces conditions favorables se trouvent réunies au Mont-Dore. Notre observation personnelle nous a permis d'en constater maintes fois les heureux résultats; aussi nous sommes parfaitement autorisé à conclure que l'air pur et balsamique qu'on respire au Mont-Dore vient puissamment en aide à l'action salutaire des eaux.

Notons encore les promenades agréables et variées qui permettent un exercice modéré, le changement d'habitudes et de régime, l'oubli complet des soucis et des affaires, et nous aurons dit toutes les influences qui viennent s'adjoindre à l'effet de la médication par les eaux et la compléter pour ainsi dire.

Historique. — Dans une savante *note sur les antiquités découvertes au Mont-Dore* (Clermont-Ferrand, 1844), Bertrand père a démontré que l'usage des eaux du Mont-Dore remontait à une haute antiquité; il a prouvé qu'une piscine quadrangulaire de madriers de sapins équarris, pouvant admettre une quinzaine de personnes, et si bien conservée qu'on aurait pu s'y baigner à l'époque de son exhumation, 12 juillet 1823, n'avait même point été vue par les Romains, dont l'édifice thermal était assis en ce point, sur un dépôt dont les premières couches remontaient à plus de quinze siècles.

Le même auteur, dans ses remarquables *Recherches sur les propriétés physiques, chimiques et médicinales des eaux du Mont-Dore* (Clermont, 1823), a mis en lumière l'importance des bains décombrés, qui dépassaient de beaucoup en surface l'étendue des monuments actuels, et qui remontaient, soit qu'on les attribuât aux Romains ou aux Gallo-Romains, aux premiers siècles de notre ère. C'est encore ce savant médecin qui a mis hors de doute que les *Calentes Baiæ*, dont parle Sidoine Apollinaire, ne sont autres que les sources du Mont-Dore.

A quelle époque et par quelle cause les constructions romaines ont-elles été détruites? Comme à Bertrand, il nous paraît présumable que la cause de la destruction de ces thermes importants doit être attribuée à un éboulement. Un amas de murs renversés, de voûtes abattues, de pierres énormes descendues des hauteurs, trouvé dans les fouilles entreprises en 1822, donne une grande valeur à cette conjecture. Bertrand, se fondant sur ce qu'il n'a été trouvé aucune pièce de monnaies françaises dans les piscines décombrées, en tire la conséquence que ces bains étaient détruits au plus tard avant le treizième siècle.

Mais si les thermes romains, et avec eux plusieurs sources importantes, étaient enfouis sous un éboulement, il paraît certain que les sources les plus élevées, comme le bain de César, n'ont jamais cessé d'être fréquentées. Ce qui nous confirme dans cette opinion, c'est que Jean Banc, qui écrivait en 1605, dit que « le Mont-d'Or, qu'on appelle BAINS EN AUVERGNE, est de *fort ancien employs*, principalement en bains : j'y ai envoyé, dit-il, plusieurs personnes qui y ont retiré beaucoup de fruit. » Un siècle plus tard, Chomel imprimait (*Histoire de l'Académie royale des sciences*, 1707, p. 44) : « Les eaux du Mont-d'Or sont celles de toute l'Auvergne qui ont le plus de réputation. »

Le Monnier (*Mémoires de l'Académie royale des sciences*, 1744), rapportant un essai d'analyse des eaux du Mont-Dore, entrepris par lui, dit que ces bains avaient alors une grande réputation pour guérir l'asthme et pour fortifier les poitrines délicates ; et il ajoute, comme l'avait déjà écrit Sidoine Apollinaire au cinquième siècle, alors que les thermes romains étaient dans toute leur splendeur : « On y envoie encore les phthisiques, souvent même avec succès. » — En 1788, de Brieude publia un véritable traité des eaux du Mont-Dore. Dans son travail, ce médecin donne la description des trois sources d'eau chaude qui alors, comme trente ans plus tard, étaient les seules connues, savoir : le bain de César, le Grand-Bain ou bain Saint-Jean, aujourd'hui bain du Pavillon, et la fontaine de la Magdeleine, aujourd'hui source Bertrand.

Quelques lignes empruntées à cet auteur sont nécessaires pour faire comprendre ce qu'était le Mont-Dore à cette époque :

« Le séjour du Mont-Dore est désagréable sous tous les rapports, écrit de Brieude ; les maisons y sont mal bâties, mal distribuées et, qui pis est, malpropres. Les malades n'y trouvent que très-peu des commodités nécessaires à leur état. On y est très à plaindre si l'on n'y porte pas de linge de toute espèce et son coucher. Les grands chemins sont mal tenus, etc. »

C'est au docteur Michel Bertrand qu'il était réservé de faire naître pour le Mont-Dore une ère nouvelle de prospérité (1).

(1) Je ne puis passer sous silence que mon père, M. le docteur Chabory, qui pendant de longues années (de 1830 à 1858) est resté à la tête de l'administration municipale du Mont-Dore, n'a pas cessé un seul jour de solliciter des améliorations pour son pays.

Il a obtenu successivement un presbytère et une maison commune (mairie et maison d'école, 1832), l'établissement d'un marché (1842), la translation du cime-

Grâce à ses persévérants efforts, en peu d'années et dans des temps difficiles, les thermes romains sont décombrés; un nouvel établissement, sans égal en France à cette époque, est créé de toutes pièces; un livre remarquable est publié; un dégoûtant village devient presque une ville.

Un passage emprunté au brillant éloge de ce médecin illustre, lu à l'Académie de Clermont par un savant professeur de cette école, M. le docteur Imbert-Gourbeyre, va prouver mieux que tout ce que nous pourrions dire nous-même, que Michel Bertrand fut le véritable régénérateur des eaux du Mont-Dore.

« Mais que de démarches et de sollicitations ne lui fallut-il pas, pour obtenir de l'État la restauration de ses bains? Enfin les travaux commencent, et voici qu'on trouve sous les décombres les ruines ignorées des anciens thermes. Bertrand recueille religieusement les objets d'art enfouis sous terre : colonnes, chapiteaux et fûts, statues et bas-reliefs sont déposés sur une place pour en faire l'ornement et le musée; plus tard, il en fera l'histoire. On conserve avec soin les piscines de l'époque romaine. Le nouvel établissement est élevé sur les fondements mêmes des anciens thermes. L'inspecteur a présidé au captage et à la distribution des eaux. L'administration intérieure est constituée; Bertrand en fait lui-même le règlement; tout est merveilleusement coordoné pour le service et la police des bains. En 1821, les nouveaux thermes étaient achevés et présentaient une organisation complète, dont le système n'a cessé d'être admiré et imité ailleurs plus tard.

« Et en même temps, à la voix et sous l'inspiration du médecin, le village du Mont-Dore se transformait, les rues s'alignaient, les chaumières se convertissaient en beaux hôtels, et en peu d'années Bertrand avait créé autour des bains une petite cité thermale dont il a été le bienfaiteur.

---

tire. C'est encore à son initiative qu'on doit l'érection de plusieurs fontaines, la construction d'un pont de pierre sur la Dordogne, etc., etc.

« Jamais vie de médecin des eaux ne fut mieux remplie que la sienne; il se levait tous les jours à une heure du matin, ayant pris à peine quelques instants de sommeil. Alors commençait le service des bains, et il était là comme sur un champ de bataille, entouré d'une escouade de baigneurs, de doucheurs et de porteurs qu'il faisait manœuvrer à son gré : tout se passait avec une régularité parfaite. Le médecin parcourait les salles, examinant chaque malade au bain, jugeant de la température des eaux, des effets produits, et prenant incessamment des notes. A neuf heures du matin, le service terminé, Bertrand visitait les malades retenus dans leurs lits. Le reste du jour était consacré à la consultation, qui souvent ne se terminait qu'à onze heures du soir.

« Le médecin n'accordait rien aux caprices de ses malades, et tout au Mont-Dore subissait l'influence de sa forte volonté. Il savait que ses eaux ne pouvaient convenir à toutes les maladies, que souvent elles pouvaient nuire : aussi, chaque année, renvoyait-il sans traitement la vingtième partie des nombreux malades qui affluaient au Mont-Dore. L'hôtelier avide murmurait, le médecin qui avait adressé le client était parfois blessé : n'importe, Bertrand avait jugé que les eaux ne convenaient pas; il était inexorable. Quelle conscience et quel exemple au milieu des défaillances de notre profession !

« Le Mont-Dore était une clinique sérieuse : tout y était sévère, maladies, climat, montagnes, jusqu'à l'architecture et la police des thermes, et, suivant l'expression d'une auguste princesse, *le médecin n'y gâtait rien.*

« Bertrand était considéré comme un oracle; peu de médecins hydrologues ont joui d'autant de crédit et de renommée. Il eut pour clients toute la grande aristocratie française; famille royale, princes du sang, maréchaux, généraux, ministres, députés, savants et artistes célèbres, nobles étrangers, tous affluaient au Mont-Dore, et des rives de l'Èbre jusqu'aux bords de la Tamise, son nom était connu, son talent apprécié.

« Lorsqu'il se rendait à Paris avant la saison des eaux, son cabinet était assiégé. Les médecins attendaient son arrivée, pour qu'il jugeât de l'opportunité du traitement pour les clients qu'ils lui adressaient. On tenait avant tout à l'opinion de Bertrand, et la foi qu'inspirait son talent était doublée par la confiance dont on honorait sa probité. »

Établissement thermal. — L'établissement thermal se compose de deux parties distinctes.

La première, qui est la plus ancienne et la plus importante, est toute de lave; elle a été bâtie sur l'emplacement même où sourdent les eaux minérales. Commencé en 1817 et achevé vers 1830, cet édifice est adossé à la montagne de l'Angle, au-dessous du bain de César, qui le domine. Il se divise en trois parties, qui sont, de l'est à l'ouest et dans l'ordre de leur construction: 1° le Pavillon; 2° la Grande-Salle; 3° le Bâtiment d'administration avec ses annexes, les galeries du nord et du midi.

Le Pavillon renferme sept baignoires, dans cinq desquelles on prend des bains à la température native des sources, sans aucun mélange et à l'eau courante. Toutes ces baignoires sont pourvues de douches.

Ce sont les bains sur lesquels l'expérience a appris à compter le plus. « *Les Grands Bains* et la fontaine de la *Magdeleine* ont fait la réputation des eaux du Mont-Dore, on ne doit point le perdre de vue; c'est par eux que, contre toute espérance, tant d'affections chroniques de la poitrine ont été guéries... Pour en retirer les mêmes services, il suffit de les leur demander encore, sans timidité comme sans témérité. » (Michel Bertrand, *Recherches sur les eaux du Mont-Dore*, p. 137.) Ces mêmes baignoires, après le service des bains, servent pour les bains de pieds.

La Grande-Salle, contiguë au Pavillon, avec lequel elle est mise en communication par une arcade, présente dix-huit cabinets de bains, neuf pour chaque sexe, disposés sur deux rangs. Tous ces cabinets, qui sont spacieux, bien aérés et assez bien éclairés, ont la même organisation. Chacun d'eux renferme une baignoire de lave et est pourvu d'une douche descendante. Six de ces cabinets offrent de plus une douche ascendante. Dans cette salle il n'est administré que des bains tempérés.

Au rez-de-chaussée, sous la Grande-Salle, se trouve la partie de l'établissement réservée aux personnes peu fortunées et aux indigents. Elle porte dans son ensemble le nom de *Piscines*, et se compose d'une salle renfermant trois baignoires, dans lesquelles il est pris des bains à la température native, 43°C.; chaque baignoire est pourvue d'une douche. De chaque côté de cette première salle, se trouvent deux autres salles semblables l'une à l'autre; elles renferment les grandes piscines où sont pris les bains en commun. Celle de droite est destinée aux hommes, celle de gauche est réservée aux femmes.

Le *Bâtiment d'administration* renferme le grand salon et les logements de l'inspecteur et du concessionnaire. Au rez-de-chaussée se trouvent la fontaine de la buvette et le promenoir couvert, fermé par des grilles, en dedans desquelles on regrette de ne pas voir un vitrage. Cette modification si simple mettrait les buveurs à l'abri du vent.

De chaque côté du promenoir couvert ont été construites récemment, dans le lieu même où se trouvaient autrefois les salles d'inhalation, deux nouvelles galeries pour l'administration des bains tempérés. Ces galeries, dites du Nord et du Midi, renferment, la première, vingt cabinets de bains, la seconde, dix.

La deuxième partie de l'établissement, ou établissement annexe, est séparée de celle que nous venons de décrire par une rue. Elle décore le côté nord de la place du Panthéon, dont le bâtiment principal limite le côté est. Terminé en 1851, cet édifice est destiné à l'emploi des eaux sous forme de vapeur et de poussière. Au rez-de-chaussée, on compte de chaque côté huit cabinets de douches de vapeur; au milieu, se trouvent deux salles dites de *pulvérisation*, où l'on aspire l'eau réduite à l'état de poussière. Au premier étage sont deux belles salles d'inhalation à voûtes élevées, l'une et l'autre précédées d'un vestiaire qui vient s'ouvrir sur une pièce d'attente commune, dite salon de l'Horloge. Soixante malades peuvent aisément prendre place dans chacune des chambres d'inhalation. N'oublions pas un sous-sol où se trouvent deux salles d'inhalation à prix réduit, pour les indigents.

Mode d'exploitation. — Tel que nous venons de le décrire, l'établissement thermal du Mont-Dore compte encore aujourd'hui parmi les plus beaux et les plus complets de la France; il est la propriété du département du Puy-de-Dôme. Jusqu'en 1828, cet établissement avait été affermé à des particuliers; de 1829 à 1856, il a été administré en régie, sous la surveillance du préfet. C'est avec ce mode d'exploitation que, grâce au profond savoir et aux constants efforts de MM. Bertrand, le Mont-Dore a acquis l'importance qu'il a aujourd'hui.

Le produit de la régie était considérable; nous le trouvons consigné dans un document officiel pour 1852, le rapport du docteur Bertrand à l'Académie de médecine, où nous lisons qu'en 1852, le produit brut de la régie a été de 37,925 fr., desquels il faut distraire 10,000 fr. de frais, ce qui porte le produit net à 27,925 fr.

En 1856, l'établissement du Mont-Dore a été affermé pour douze années à M. E. Brosson, pour le prix de 18,000 fr. Depuis cette même époque, les bains en commun pris dans les piscines, gratuits de temps immémorial, ont été tarifés, et l'usage du linge est devenu obligatoire.

Il résulte de ces avantages et de la fréquentation plus considérable des eaux, que le produit brut des eaux du Mont-Dore doit dépasser aujourd'hui 80,000 fr. Dans cette somme nous ne comprenons pas les salaires des gens de service, qui, comme autrefois, sont payés par les malades.

Sources. — Les sources utilisées sont au nombre de huit : 1° source Sainte-Marguerite, 2° source Caroline, 3° source de César, 4° source du Grand-Bain, 5° source Ramond, 6° source Rigny, 7° source Bertrand, 8° source Boyer.

1° *Source Sainte-Marguerite.* — L'eau de cette source est froide et chargée de gaz acide carbonique. Elle sert à la préparation des bains tempérés ; c'est la seule eau froide utilisée dans l'établissement. — 2° *Source Caroline.* — Découverte en 1821, la source Caroline fournit quarante-trois litres d'eau par minute et maintient le thermomètre à 44°. Ses eaux sont conduites dans un réservoir où elles vont se mêler à celles de la source de César, pour aller ensuite servir à la préparation des bains de la Grande-Salle. — 3° *Source de César.* — La source de César jaillit en bouillonnant, à travers les fissures d'un porphyre volcanique, dans une petite grotte, ouvrage des Romains, à quelques centimètres seulement du point d'émergence de la source Caroline. Au milieu de la grotte est un bassin de pierre qui servait encore, au commencement de ce siècle, à prendre des bains et des douches. A l'approche des orages et chaque fois que le baromètre indique une diminution notable dans la pression atmosphérique, le bouillonnement de la source redouble d'intensité et prend un caractère particulier, indice précurseur du mauvais temps. Le bouillonnement que nous signalons est produit par un courant de gaz acide carbonique considérable ; il est très-probable que l'eau n'arrive à la surface du sol que par l'effet de la compression qu'elle éprouve de la part de ce gaz, dans les laboratoires souterrains où elle se minéralise. L'eau de cette source a une réaction faiblement acide ; tous les corps en ignition s'éteignent à plusieurs centimètres de sa surface ; son débit est de quarante et un litres par minute ; elle fait monter le thermomètre à 44°. — 4° *Source du Grand-Bain.* — On nomme sources du Pavillon, de Saint-Jean ou des Grands-Bains, la masse d'eau thermale résultant de la réunion d'un grand nombre de filets sortis entre les prismes trachitiques. Tous ces filets réunis et confondus alimentent les bains du Pavillon. Le volume d'eau provenant de leur réunion est de quarante litres par minute et fait monter le thermomètre à 42° dans les bains n°s 1, 4 et 5, et à 43° dans bains n°s 2 et 3. — 5° *Source Ramond.* — L'eau de la source Ramond est reçue dans un puits ouvrage des Romains, qui a été conservé tel qu'il a été découvert en 1817. Son débit est de treize décimètres cubes par minute; elle élève le thermomètre à 43°. — 6° *Source Rigny.* — La source Rigny, comme la précédente, doit son nom à un préfet du Puy-de-Dôme; comme elle aussi, elle a été découverte en 1817, parmi les ruines des bains romains dont elle alimentait une piscine; elle fournit douze litres par minute et soutient le thermomètre à 43°. — 7° *Source Bertrand.* — (Ancienne fontaine de la Magdeleine.) « Nous ne pouvons qu'applaudir à la pensée qui a fait donner récemment à la source la plus importante le nom même du régénérateur des eaux du Mont-Dore. » « La source de la Magdeleine a fait la réputation du Mont-Dore, écrivait, en 1823, Michel Bertrand, dans un livre impérissable, véritable monument qui, non moins que les eaux de la source de la Magdeleine, dont il retraçait les vertus, a fait la réputation du Mont-Dore. »

« Eaux salutaires, vous n'aviez plus d'abri, Bertrand vous a fait un palais; vous étiez oubliées, dans un livre plus durable que l'airain, Bertrand a buriné vos vertus; aujourd'hui il vous donne son nom!!! »

(Léon Chabory, *Guide du baigneur au Mont-Dore.*)

L'eau de la source Bertrand fournit cent litres par minute et fait monter le thermomètre à 45°. Elle fournit l'eau de la *buvette* et alimente les baignoires des galeries du Nord et du Midi. — 8° *Source Boyer.* — La source Boyer a été décombrée en 1833, en même temps qu'un puits romain qui la recevait. Longtemps utilisée à emplir les bouteilles destinées à l'exportation, cette source sera bientôt réservée pour le service des bains de pieds. Son débit est de vingt litres par minute et elle soutient le thermomètre à 43°. Essayée au papier bleu de tournesol, elle le rougit faiblement, caractère qui lui est commun avec toutes les autres sources que nous venons de décrire.

Propriétés physiques. — Les eaux du Mont-Dore sont claires, limpides et très-transparentes. Le trouble qui se produit quand on les regarde à travers un verre cesse dès qu'elles sont revenues à l'état de tranquillité et que les bulles gazeuses se sont dissipées ; toutefois, lorsqu'on les laisse pendant un certain temps exposées à l'air, elles deviennent légèrement troubles. Cet effet est dû à la décomposition du bicarbonate de fer par l'oxygène de l'air ; l'oxyde de fer qui se produit alors communique à la masse du liquide le trouble que nous signalons. Leur odeur est nulle. Leur saveur, d'abord piquante, est sensiblement alcaline pour les sources Bertrand, de César et du Grand Bain, franchement ferrugineuse pour la source Ramond ; refroidies, elles paraissent salées.

Température. — La température des eaux du Mont-Dore est-elle constante? Des expériences souvent répétées avaient fait penser à Bertrand père que la température des eaux du Mont-Dore ne variait pas. Cependant, en 1836, M. A. Chevallier arriva à une conclusion contraire. Alors Bertrand entreprit de nouvelles expériences, dont il confia la direction à mon père, M. le docteur G. Chabory. Les observations furent poursuivies pendant quatre mois, sous des conditions atmosphériques très-diverses, faisant varier le thermomètre extérieur de + 1° à — 14° C. Les thermomètres restèrent toujours flottants dans l'eau éprouvée, et pendant tout le temps que mon père en observa journellement la marche, il ne put constater aucune variation, et trouva, pour chaque source, le degré de chaleur indiqué par Bertrand en 1810. — Tel était l'état de la question lorsqu'en 1858 M. Rotureau vint au Mont-Dore pour y étudier les eaux sur place. Cet observateur distingué apporta un soin particulier à la constatation des températures, et signala une variation notable dans la température de presque toutes les sources. M. Lefort, qui de son côté a publié le résultat de ses recherches sur la température des eaux du Mont-Dore (1862), croit que les différences signalées tiennent plus au défaut de précision des thermomètres qu'à la variabilité de température des sources ; il nous semble qu'il doit ressortir, au contraire, de son travail, des conclusions diamétralement opposées. Nous lisons en effet dans la description que cet auteur donne de la source de César (*Annales de la Société d'hydrologie*, t. VIII, p. 479) : « Disons enfin que M. Rotureau a trouvé de son côté 43°,7, température qui se rapproche très-sensiblement de celle que nous avons observée (43°,1). » Comment, nous le demandons à M. Lefort, comment est-il possible que deux thermomètres également éprouvés, marchant si bien d'accord pour constater la température de la source de César, cessent de s'entendre alors qu'ils sont plongés dans le bain Ramond, où celui de M. Rotureau s'élève à 44°,50, tandis que celui de M. Lefort marque seulement 42°,40 ?

De ces diverses observations nous sommes en droit de conclure que les eaux du Mont-Dore, qui pendant des mois et des années entières conservent la même température, comme le prouvent les expériences de Bertrand et de mon père, peuvent aussi, à certaines époques et sous des influences encore mal connues, mais qui tiennent très-probablement aux révolutions intérieures du globe, varier de quelques degrés.

Composition chimique. — L'analyse chimique des eaux du Mont-Dore a été faite par Bertrand père (1809), par Berthier (1822) et par M. Lefort (1862). Ce dernier auteur a publié l'analyse de six sources. C'est à son travail que nous empruntons l'analyse suivante d'un litre d'eau de la source Bertrand :

		c. c.
Oxygène		0,65
Azote		8,64
		Gr
Acide carbonique libre		0,3522
Bicarbonate de soude		0,5362
—	de potasse	0,0309
—	d'oxyde de rubidium	indices
—	d'oxyde de cœsium	indices
—	de lithine	traces
—	de chaux	0,3423
—	de magnésie	0,1757
—	de protoxyde de fer	0,0207
—	de manganèse	traces
Chlorure de sodium		0,3685
Sulfate de soude		0,0761
Arséniate de soude		0,00096
Borate de soude		traces
Iodure et fluorure de sodium		traces
Acide silicique		0,1654
Alumine		0,0112
Matière organique bitumineuse		traces
		2,08016

En 1844, MM. Bertrand fils et Aubergier ont constaté dans les eaux de César la présence de l'acide apocrénique, à l'état d'apocrénate de fer. Les recherches faites par M. Lefort pour confirmer la présence de cet acide dans les eaux du Mont-Dore ont été négatives.

En 1848, dans un remarquable mémoire lu le 28 mars à l'Académie de médecine, MM. Chevallier et Gobley ont annoncé la présence de l'arsenic dans les eaux du Mont-Dore, résultat confirmé par M. Bertrand fils, dans son rapport de 1852. L'année suivante, l'illustre professeur Thenard, amené par sa santé au Mont-Dore, entreprit une analyse de ces eaux, et fit connaître, quelques mois plus tard, le résultat de ses recherches, dans un mémoire qu'il lut à l'Académie des sciences, le 5 juin 1854. La conclusion de ce mémoire était que l'arsenic se trouvait dans les eaux du Mont-Dore à l'état d'arséniate neutre de soude, et que chaque litre contenait plus d'un milligramme de ce sel, 0 gr.,00125. « On ne saurait mettre en doute, disait en terminant Thenard, que ce ne soit à l'arséniate de soude que ces eaux doivent leur puissante action sur l'économie animale. » Enfin M. Gonod a signalé la présence de l'iode en quantité notable dans l'eau du Mont-Dore ; résultat confirmé par les analyses de M. Lefort et déjà entrevu par Thenard, qui avait entrepris à ce sujet quelques expériences que la mort ne lui a pas permis d'achever.

Action physiologique. — Nous avons décrit les diverses parties de l'établissement thermal ; nous connaissons les propriétés physiques et la composition chimique des eaux ; voyons maintenant tous ces moyens en action, passons successivement en revue les différentes formes sous lesquelles les eaux du Mont-Dore peuvent être employées, et étudions leur action suivant qu'elles sont prises en boisson, bains, douches ou sous forme de vapeur.

Eau en boisson. — L'eau minérale doit être bue pure, sans mélange de sirop ni de lait ; ce n'est qu'exceptionnellement, et quand elle ne peut pas être supportée pure, qu'elle doit être coupée : dans ce cas, Bertrand père donnait la préférence à une simple solution de gomme. Le premier jour, on commence par un demi-verre, qui, s'il ne fatigue pas l'estomac, est suivi, à une demi-heure d'intervalle, d'un deuxième demi-verre, puis d'un troisième. Dès le second jour, on peut porter la dose à trois verres, en mettant toujours une demi-heure d'intervalle entre chaque verre. Ce n'est qu'exceptionnellement qu'on doit boire plus de quatre verres. Nous avons constaté très-souvent que des malades qui avaient peine à tolérer l'eau prise dans leur chambre la supportaient facilement dès qu'ils marchaient après l'avoir ingérée. Le moment le plus favorable pour la boire est le matin ; l'estomac est alors complétement débarrassé des aliments et se prête mieux à l'absorption du liquide minéral. Depuis quelques années, un grand nombre de malades boivent aussi dans l'après-midi ; c'est là, pensons-nous, une mauvaise pratique, et nous avons eu quelquefois à combattre des irritations d'entrailles qui ne reconnaissaient pas d'autre cause.

Prises comme nous venons de le dire, les eaux procurent, aussitôt après avoir été ingérées, un sentiment de chaleur d'abord limité à l'épigastre, mais qui devient bientôt général. Souvent, surtout les premiers jours, elles occasionnent quelques nausées. Si elles passent bien, l'appétit est sensiblement augmenté. Ce n'est qu'exceptionnellement que nous avons pu noter une accélération sensible de la circulation. Dans la majorité des cas, les urines sont un peu augmentées ; quelquefois, au contraire, la sécrétion urinaire est diminuée, et alors les eaux provoquent la transpiration. Il est d'observation que ce dernier effet se produit plus souvent, quand les malades prennent des bains, même tempérés, en même temps que les eaux en boisson. Dans tous les cas, les urines conservent leur acidité naturelle.

Du vingtième au vingt-cinquième jour, il survient un dégoût insurmontable pour l'eau minérale ; on dirait qu'il y a saturation ; il faut alors, de toute nécessité, suspendre le traitement, qui, du reste, n'est prolongé jusque-là qu'exceptionnellement.

Sous l'influence de l'eau prise en boisson, l'expectoration devient plus facile et augmente pendant les premiers jours, pour diminuer ensuite, et même assez souvent cesser tout à fait.

Bains. — Quelques mots d'abord d'une question préjudicielle. Admise autrefois sans conteste, l'absorption des liquides et des substances dissoutes dans le bain a été, depuis quelques années, l'objet de recherches contradictoires dont nous devons dire un mot.

L'absorption des substances gazeuses est ici hors de cause; le gaz acide carbonique, en particulier, s'absorbe par la peau; le fait est depuis longtemps acquis à la science.

En ce qui concerne l'absorption de l'eau, elle est facile à démontrer au moyen de pesées faites avant et après le bain; mais il ne faut point négliger de tenir compte de la *température* de l'eau; car lorsque le bain est à une température élevée, le sujet plongé dans l'eau, au lieu de gagner, perd en poids, le corps ayant dans ce cas à lutter par la sécrétion de la sueur contre l'élévation de la température. C'est ce qui arrive quand on fait usage des bains du *Pavillon*. Dans ce cas, cette perte ne prouve nullement contre le pouvoir absorbant de la peau. Ajoutons que pour que l'absorption se produise, il est nécessaire que le bain ait une certaine durée, afin que l'épiderme puisse s'imbiber, se ramollir, et qu'en définitive le liquide finisse par pénétrer dans les vaisseaux qui circulent sur les couches superficielles du derme.

Les résultats obtenus par les expérimentateurs qui ont recherché dans les sécrétions les substances dissoutes dans le bain sont contradictoires et appellent de nouvelles recherches. Pour nous, quand nous voyons un jeune auteur dramatique, M. Camille Bernay, verser sur un cataplasme un flacon de laudanum, l'appliquer sur la région épigastrique et succomber empoisonné, nous ne pouvons nous empêcher de regarder l'absorption cutanée comme un fait acquis à la science. Que l'épiderme rende l'absorption lente et la réduise à d'assez minimes proportions, c'est tout ce que nous pouvons concéder. Nier cette absorption serait refuser aux bains d'eaux minérales une action sanctionnée par des expériences séculaires.

De 32 à 36 degrés centigrades, les bains exercent une influence peu appréciable sur la circulation et la calorification; ils sont cependant légèrement excitants; le plus ordinairement, ils déterminent un sentiment de bien-être et de force. Leur durée varie de 30 à 45 minutes.

C'est de ces bains tempérés que Bertrand a dit, page 136 de ses *Recherches* : «... *Avec eux tout irait doucement et sans encombre, mais ce qui irait très-doucement aussi, ce sont les guérisons.* » Au-dessus de 36°, l'action stimulante devient plus marquée, et augmente à mesure que la température de l'eau est portée à un degré plus élevé ; cela nous amène à parler de l'action physiologique des bains du Pavillon (de 42° à 43° C.).

En entrant dans les cuves du Pavillon on ressent une chaleur ardente sur toute la surface du corps, une véritable sensation de brûlure, et ce n'est qu'en hésitant et après plusieurs essais, qu'on se résout à s'y plonger entièrement. La respiration, d'abord gênée, devient pour quelques instants facile et profonde ; il y a tolérance. Mais bientôt la figure se colore, se couvre de sueur, la circulation s'accélère. Après dix minutes d'immersion, le pouls, rarement au-dessous de 100 pulsations, bat le plus ordinairement de 110 à 120 fois par minute, et s'élève quelquefois à 140 et même au-dessus. La respiration elle-même augmente de fréquence et ne tarde pas à être gênée, il est temps de sortir. Ces bains ont une durée de 5 à 15 minutes ; ils demandent une surveillance de tous les instants et exigent la présence d'un médecin. Il n'est pas très-rare que ce dernier ait à intervenir pour combattre une véritable syncope qui, chose remarquable, survient toujours quelques secondes après que le malade est sorti du bain ; ce qui nous fait l'attribuer au changement brusque qui se produit alors dans le mode de distribution du sang.

L'action des bains du Pavillon, un peu moins énergique dans les temps humides, est au contraire beaucoup augmentée dans les temps orageux. Les vieillards, les personnes peu excitables, les supportent plus longtemps. De Brieude rapporte qu'il a vu le marquis de Gaucourt prendre pendant plusieurs années vingt ou trente bains de 45 minutes de durée dans la cuve de César. Nous avons vu aussi de ces exemples, mais ils sont rares.

Au sortir de ces bains, la peau est rouge, douce au toucher, la sueur ruisselle sur tout le corps; l'accélération du pouls persiste à un degré moindre, bien entendu, pendant plusieurs heures; la respiration revient, au contraire, assez vite à son type normal.

Après le bain, le malade est rapidement essuyé avec du linge chaud, puis enveloppé dans une chemise de laine, et porté rapidement, à l'aide d'une chaise à porteurs bien fermée, dans un lit préalablement chauffé. Là, tout le corps ne tarde pas à se couvrir d'une sueur abondante qu'il faut modérer après 30 ou 45 minutes ; il suffit pour cela de s'essuyer après s'être débarrassé de la chemise de laine dont on était resté enveloppé.

On comprend que des bains augmentant dans de telles proportions l'exhalation cutanée et la sécrétion des follicules sébacées, doivent diminuer sensiblement toutes les autres sécrétions, notamment la sécrétion urinaire. C'est par la même raison qu'ils sèchent l'intestin et amènent la constipation. De plus, cet appel puissant à la périphérie doit nécessairement produire une action révulsive énergique.

Dans la journée, une transpiration douce remplace la sueur abondante qui avait suivi le bain, et le malade, loin de ressentir de la fatigue, se trouve au contraire, surtout pendant les premiers jours, plus dispos et plus fort.

Les demi-bains, qui sont d'un emploi fréquent au Mont-Dore, donnent lieu à des phénomènes physiologiques semblables, mais beaucoup moins prononcés.

Pédiluves. — Au Mont-Dore, les bains de pieds sont conseillés à un très-grand nombre de malades. Leur durée varie de 5 à 7 minutes. Outre qu'ils produisent une dérivation puissante, les pédiluves préviennent les congestions vers la tête que pourraient amener les bains chauds et les inhalations. Nous ne manquons jamais de recommander à nos malades de faire suivre le bain de pieds d'une promenade rapide qui entretient l'afflux sanguin à la partie inférieure du corps. Sans cette précaution, les bains de pieds nous paraissent plus nuisibles qu'utiles.

Douches. — Tantôt on demande à la douche d'aider à la résolution d'un travail morbide quelconque, en développant un surcroît d'activité dans l'organe malade ou dans son voisinage; elle doit alors frapper le plus près possible du siége du mal; d'autres fois, au contraire, on attend d'elle un effet révulsif, et, dans ce cas, on la dirige le plus loin possible du siége du mal. La température, la force, le mode de projection, la durée des douches, doivent varier suivant les indications. Au Mont-Dore, quarante-cinq cabinets de bains sont pourvus de douches; il existe en outre des cabinets spéciaux pour les douches ascendantes.

Vapeurs. — Comme nous l'avons dit, un établissement spécial est destiné à l'administration des vapeurs hydro-minérales: ce moyen thérapeutique a donc une grande importance; nous allons l'exposer avec quelques détails.

Dès les premières années de sa pratique au Mont-Dore, Bertrand père avait utilisé les vapeurs spontanément produites par l'eau minérale, à sa température native. Les malades passaient alors quelques minutes assis dans un des cabinets du bain Saint-Jean. Cet état de choses cessa en 1832; à cette époque, des salles spéciales furent ouvertes, et les malades y vinrent respirer les vapeurs produites par une chaudière générateur, alimentée par de l'eau minérale. L'emploi des vapeurs devenant d'un usage général au Mont-Dore, grâce aux résultats obtenus, ces locaux ne tardèrent pas à se trouver insuffisants à leur tour, et, en 1846, on commença l'établissement actuel, qui fut mis à la disposition des malades en 1851.

Ici encore se présente une question préjudicielle importante : Les vapeurs sont-elles minéralisées? Cette question, longtemps débattue, a été résolue par l'affirmative. Les expériences les plus concluantes ont appris à Thenard que l'eau provenant de la condensation de la vapeur des salles d'inhalation du Mont-Dore était sensiblement minéralisée. Des recherches toutes récentes de M. Lefort ont confirmé l'exactitude des expériences de Thenard. Il va sans dire que ces mêmes vapeurs renferment une quantité considérable de gaz acide carbonique.

Avant d'entrer dans les salles d'inhalation, les malades doivent déposer dans le vestiaire qui les précède, une partie de leurs vêtements, habit, gilet, cravate. Lorsque l'on pénètre dans la salle d'aspiration, on éprouve tout d'abord un sentiment d'oppression que quelques inspirations profondes ne tardent pas à faire disparaître; il en est de même de la toux passagère qui s'était produite au même moment. Bientôt une douce chaleur se répand dans tous les organes, et un sentiment de calme se fait sentir dans l'économie tout entière. Si l'on monte sur les gradins qui sont disposés dans les salles, on y respire une vapeur plus chaude, sous l'influence de laquelle le pouls devient fréquent, plein et dur. En même temps la tête se congestionne, et il s'établit une abondante transpiration. Cette température élevée ne doit être recherchée que très-exceptionnellement. C'est ici le lieu de dire que, dans les salles d'aspiration, le thermomètre varie de 28 à 45 degrés, suivant la hauteur à laquelle on le porte.

D'après ce qui précède, on voit que l'inhalation a pour objet de placer le malade au milieu de vapeurs hydro-minérales. Ces vapeurs sont en définitive un agent médicamenteux qui, mis en contact avec l'appareil respiratoire, va exercer sur lui une action topique. De plus, grâce à leur température élevée, ces vapeurs produisent aussi une action stimulante sur le tégument externe. Quand, pour des raisons particulières, on recherche cette dernière action, on doit conseiller aux malades de monter sur les gradins; la salle d'inhalation se trouve alors convertie en étuve. Par contre, dans un grand nombre d'affections des voies respiratoires, il y aurait danger à respirer des vapeurs trop chaudes. L'hémoptysie, par exemple, contre-indique formellement l'emploi de cet agent thérapeutique. De même encore, si la tête est disposée à se congestionner, on devra conseiller le séjour dans les salles d'inhalation avec la plus grande circonspection. Dans ce cas, afin d'éviter que le sang ne se porte en trop grande abondance du côté de la tête, une éponge fréquemment trempée dans l'eau froide devra être maintenue sur le front.

La durée de chaque séance d'inhalation varie, suivant les cas, d'une demi-heure à une heure.

Les maladies qui sont le plus heureusement modifiées par l'usage des vapeurs, sont les phlegmasies chroniques des membranes muqueuses avec lesquelles elles sont mises en contact. Le coryza, la pharyngite chronique simple ou granuleuse, la laryngite simple ou ulcéreuse, la trachéite, la bronchite en retirent des avantages marqués. Les emphysémateux et les asthmatiques supportent en général très-bien l'emploi de ce moyen, et ne tardent pas à être soulagés.

Comment agissent les vapeurs hydro-minérales? Une réponse précise à la question que nous posons n'est pas possible dans l'état actuel de la science. Cependant nous pouvons dire que, dans les diverses affections chroniques dont nous venons de parler, la maladie revient, pour quelques jours, à un état plus ou moins aigu, de telle sorte que les vapeurs semblent agir à la façon des médicaments substitutifs.

Nous ne pouvons terminer sans ajouter que depuis longtemps le gaz acide carbonique a, tant en France qu'en Allemagne, mais surtout dans ce dernier pays, été utilisé sous forme de médication spéciale pour combattre précisément les mêmes affections que nous voyons rapidement soulagées au Mont-Dore par la salle d'inhalation. Ce rapprochement, que nous avons fait depuis bien longtemps déjà, nous autorise à croire que le gaz acide carbonique entre pour une part considérable dans l'action de nos vapeurs minérales. Ajoutons qu'il serait désirable et conforme aux lois d'une sage hygiène de limiter le nombre des malades qui pourront se trouver réunis dans les salles d'inhalation.

Pulvérisation — Préconisé récemment par M. Sales-Girons, ce mode d'inhalation consiste à faire arriver dans l'arbre bronchique l'eau minérale elle-même, fragmentée à l'infini et comme réduite à l'état de poussière.

Deux pulvérisateurs fonctionnent depuis quelques années au Mont-Dore, dans deux salles situées au rez-de-chaussée de l'établissement des vapeurs; mais comme les mêmes salles reçoivent un jet de vapeur, nous ne pouvons juger de l'efficacité de ce procédé, qui, on le voit d'après ce que nous venons de dire, constitue une méthode mixte, participant à la fois de la pulvérisation et de l'inhalation proprement dite, c'est-à-dire avec les vapeurs forcées.

Action thérapeutique. — Les eaux du Mont-Dore ont une action excitante et révulsive qui se traduit par une activité plus grande imprimée à toutes les fonctions et en particulier à la peau. Cet effet est à peu près constant. Indépendamment de cette action générale, elles en possèdent une spéciale, élective, sur les membranes muqueuses, et en particulier sur la muqueuse des voies respiratoires. Aussi, parmi leurs effets thérapeutiques, il n'en est pas de plus évident et de moins contestable que celui exercé sur les maladies chroniques de l'arbre aérien. L'action élective dont nous parlons se traduit le plus souvent par la reproduction passagère des symptômes primitifs de l'affection dont le malade vient chercher la guérison. Les eaux semblent agir alors à la manière des médicaments substitutifs. Quelquefois, cependant, cette action substitutive fait défaut, et la guérison n'en est pas moins obtenue complète et durable. Nous allons passer rapidement en revue les maladies qui se traitent avec le plus de succès au Mont-Dore.

Coryza chronique. — On sait que dans quelques cas, le *rhume de cerveau*, au lieu de marcher rapidement vers la guérison, semble vouloir s'éterniser. L'odorat s'émousse, la voix s'altère; très-souvent même, par suite de l'occlusion des fosses nasales, le malade est obligé de tenir la bouche ouverte pendant son sommeil, ce qui amène un dessèchement fort pénible de la langue et du palais. Contre cette affection, les eaux du Mont-Dore, énergiquement employées, échouent rarement, et le plus souvent la guérison est obtenue en une seule campagne. *Reniflements* d'eau par les fosses nasales, inhalations, bains le plus souvent à la température native des sources, tel est l'ensemble des moyens que nous employons le plus ordinairement pour combattre cette pénible affection.

Pharyngite chronique simple et granuleuse. — Au traitement que nous venons d'exposer en parlant du coryza, il est indispensable de joindre ici des gargarismes d'eau minérale et des douches autour du cou. Quelquefois même, des douches dirigées directement sur le pharynx deviennent nécessaires pour amener la résolution de la pharyngite granuleuse. Le malade doit être prévenu que très-souvent tous les symptômes sont ramenés à l'état aigu pour un, deux ou trois jours, après lesquels la guérison marche d'un pas rapide et sans nouvel orage.

Laryngite chronique. — L'influence du traitement du Mont-Dore est manifeste dans la laryngite chronique *simple*. Ici il est très-important d'établir un diagnostic précis, car le Mont-Dore ne peut rien contre la laryngite syphilitique.

Aphonie. — Les occasions d'observer l'aphonie sont nombreuses au Mont-Dore. Dans ce cas encore, un diagnostic précis doit être établi, et on pourra entreprendre la cure thermale avec de grandes probabilités de succès si, comme cela arrive souvent, la perte de la voix reconnaît pour cause une laryngite chronique non spécifique ou une congestion chronique des cordes vocales. Le succès sera plus douteux, mais encore possible cependant, si l'aphonie est essentielle. Que si, au contraire, l'aphonie est d'origine syphilitique, ou bien encore si elle est le résultat de la compression des nerfs récurrents par une tumeur, etc., le Mont-Dore ne peut rien. Le traitement ne peut être assujéti à une formule uniforme, il devra varier avec chaque cas particulier.

Catarrhe pulmonaire. — Le catarrhe pulmonaire est une des affections morbides que le Mont-Dore combat avec le plus de succès. Bertrand père a beaucoup insisté sur le rôle que jouent les diathèses rhumatismale et herpétique, ainsi que l'altération des fonctions de la peau, dans la pathogénie du catarrhe. Comment agissent les eaux du Mont-Dore dans la guérison du catarrhe bronchique ? « Des éruptions de différentes sortes, l'augmentation d'énergie du tissu cutané, le rétablissement de ses fonctions, tels sont les phénomènes les plus salutaires qui précèdent ou suivent la guérison. » (Bertrand, *Recherches*, p. 275.) A ces effets révulsifs si puissants, ajoutons l'action élective des eaux sur les voies respiratoires, et nous aurons le secret des guérisons. On doit diriger contre le catarrhe les moyens les plus énergiques, et en particulier les bains à la température native des sources.

Emphysème pulmonaire. — Le plus ordinairement, les eaux ne guérissent pas l'emphysème, mais elles éloignent beaucoup les accès de dyspnée, si pénibles pour les malades, qui, en définitive, sont notablement soulagés par le traitement thermal.

Asthmes. — « Les asthmes de toute espèce trouvent du soulagement au Mont-Dore, » écrivait de Brieude à la fin du siècle dernier, confirmant en ce point les assertions de Le Monnier, qui, un demi-siècle avant lui, avait déjà dit : « Ces eaux sont en grande réputation pour guérir l'asthme. » Cette antique réputation des eaux du Mont-Dore dans le traitement de l'asthme n'a fait que s'accroître et est aujourd'hui établie par d'innombrables guérisons. — Qu'on nous permette de faire remarquer, avec Thénard, que l'arsenic contenu dans les eaux n'est certainement pas étranger aux bons effets du traitement. Chacun sait, en effet, que cette substance a été vantée de toute antiquité dans le traitement de l'asthme. — *Asthmaticis in potione porrigitur,* disait Dioscoride. Les Arabes en faisaient aussi un fréquent usage, et en particulier Avicenne, qui dit, en parlant du réalgar : *Datur.... ; quandoque in pilulis contra asthma.*

Phthisie pulmonaire. — Il est dans l'histoire des eaux du Mont-Dore, dit Bertrand, une particularité qui ne doit pas être omise. Au temps où l'établissement romain récemment découvert subsistait, Sidoine Apollinaire, en parlant de ces eaux, emploie ces expressions fort remarquables : *phthisiscentibus medicabiles.* Après huit siècles d'oubli, lorsque toute tradition de leurs propriétés est perdue, ces eaux sont fréquentées de nouveau, elles ont à refaire leur réputation, et c'est encore contre les maladies de la poitrine qu'on les recommande. Cet accord sur leurs vertus, à deux époques séparées par tant de siècles et sans que le second jugement ait pu être influencé par le premier, qui restait ignoré, est, si je ne me trompe, bien propre à maintenir la confiance dont elles jouissent. Le docteur Viricel, de Lyon, un des plus éminents praticiens de France, écrivait en 1843 à Bertrand : « Parmi les nombreuses personnes incontestablement atteintes de phthisie pulmonaire que je vous ai envoyées, j'ai vu des guérisons qui m'ont étonné plus que je ne saurais le dire ; je serais tenté de croire qu'il y a quelque chose de *spécifique* dans vos eaux. »

L'observation suivante, empruntée à la clinique vétérinaire, confirme l'efficacité des eaux du Mont-Dore contre les maladies chroniques graves de la poitrine. Cinq chevaux toussant beaucoup, très-amaigris, battant des flancs et fort essoufflés pour peu qu'on les fît marcher, furent conduits au Mont-Dore en 1836 et 1837 ; ils burent les eaux à la dose de quinze à vingt litres chaque matin pendant un mois ; quatre se rétablirent, le cinquième succomba.

Est-ce à dire que les eaux du Mont-Dore guérissent toujours la phthisie pulmonaire? Non, nous nous empressons de le dire, la guérison est loin d'être la règle; mais ce qu'on est en droit d'espérer dans la grande majorité des cas, c'est une amélioration, souvent considérable. Ajoutons que le traitement sera d'autant plus favorable qu'il s'adressera à une forme de phthisie plus chronique, plus torpide.

Pleurésie chronique. — Les épanchements pleurétiques chroniques, ceux même compliqués de dépôts pseudo-membraneux, sont le plus ordinairement avantageusement combattus par nos eaux, qui réussissent d'autant mieux que la pleurésie est accompagnée d'une réaction fébrile moins prononcée.

Catarrhe utérin. — « Les eaux du Mont-Dore sont propres à guérir plusieurs espèces de flueurs blanches, » disait de Brieude il y a près d'un siècle. Aujourd'hui, les malades qui viennent chercher à cette station thermale la guérison d'une leucorrhée rebelle à tous les moyens de la thérapeutique ordinaire sont en grand nombre. Terminons cette longue énumération en disant que le traitement du Mont-Dore est encore indiqué dans la *chloro-anémie*, le *rhumatisme chronique*, les *névralgies*, la *névralgie sciatique* en particulier, les *affections dartreuses de la peau*, contre lesquelles on prescrit la médication arsenicale.

Ajoutons aussi que le travail modificateur des eaux se continue plus ou moins longtemps après le départ, et que très-souvent l'amélioration qui en est la conséquence ne se produit d'une façon bien appréciable qu'après que les baigneurs ont quitté les sources.

Durée du traitement. — La durée du traitement est en moyenne de quinze à vingt jours; il serait, on le comprend, déraisonnable d'assigner par avance une limite exacte au traitement. La nature, la durée de la maladie, l'impressionnabilité du sujet, les conditions individuelles, la tolérance plus ou moins grande avec laquelle le traitement est supporté, doivent nécessairement faire varier cette durée. Tout ce que nous pouvons dire, c'est que par les saisons chaudes et sèches, l'action du traitement se fait plus tôt sentir que par les temps froids et humides; que, plus court dans le premier cas, le traitement doit être prolongé plus longtemps dans le second.

Vêtements. — Nous avons dit qu'au Mont-Dore les orages sont suivis d'un abaissement passager de la température, nous savons aussi que l'ensemble du traitement active les fonctions de la peau et provoque la transpiration. Pour ces deux raisons, et afin de se mettre à l'abri d'un refroidissement, les malades ne devront venir au Mont-Dore que pourvus de vêtements chauds.

Régime. — Nous n'avons rien de particulier à dire sur ce sujet, chacun doit continuer les prescriptions indiquées par l'affection dont il est atteint, et suivre le régime qu'il sait lui convenir. Nous ajoutons, toutefois, d'une manière générale, qu'aux eaux, comme ailleurs, une alimentation simple, composée principalement de viandes rôties et grillées, est celle qui doit être préférée.

Bains gratuits du Mont-Dore.

Grâce surtout à la facilité des communications, les eaux minérales sont aujourd'hui fréquentées par un grand nombre de malades. Mais si le voyage est plus facile et moins coûteux, le prix des procédés balnéaires, par une anomalie singulière et que rien ne saurait justifier, est en général plus élevé qu'à une époque où la fréquentation des établissements thermaux était moins considérable.

Déjà, dans son rapport fait au nom de la commission des eaux minérales pour 1837, M. Ph. Patissier s'élevait contre l'exagération des tarifs : « Il faudrait, disait alors ce savant hydrologue, que l'on réduisît le taux des bains et des douches; ce n'est pas sans surprise, en effet, que l'on voit des bains d'eaux thermales, lesquels n'ont pour toute dépense que les premiers frais d'établissement, se payer plus cher que les bains domestiques à Paris, où il y a en plus l'achat de l'eau et du combustible ; aussi ce motif empêche beaucoup de malades de prolonger leur séjour aux eaux, et probablement d'y aller. »

Ces sages avis n'ont point été entendus au Mont-Dore, où le tarif des eaux a encore subi une augmentation depuis que les lignes qui précèdent ont été écrites. C'est là le motif qui nous a fait entreprendre sur les tarifs en vigueur auprès de cette station thermale depuis le commencement de ce siècle, des recherches historiques, desquelles nous détachons le présent article. Ce travail a eu pour résultat de nous fournir la preuve des droits de certains malades à la gratuité du bain. Ce droit, tombé en désuétude depuis quelques années, nous voudrions qu'on ne le laissât pas prescrire, et nous espérons que des recherches du même genre, entreprises auprès d'autres stations thermales, auront un résultat analogue. Si nos prévisions se réalisent, nos malades peu fortunés auront moins de sacrifices à s'imposer pour entreprendre une cure thermale et ne seront plus, comme cela se voit si souvent aujourd'hui, obligés de repartir après quelques jours, par défaut de ressources.

Ce droit de gratuité ne saurait, du reste, compromettre la prospérité des établissements thermaux, non plus que les intérêts des propriétaires et des fermiers, car il est de toute évidence que les malades peu aisés doivent seuls profiter des bains de cette sorte, le confortable des *bains tarifés* devant toujours leur assurer la préférence des malades qui peuvent les payer.

La cause du pauvre est souvent trop oubliée aux eaux, et nous nous faisons un devoir de la défendre.

En 1802, le sieur Lizet devint propriétaire des bains du Mont-Dore. Peu après son acquisition, le nouveau propriétaire adressa au préfet du département une pétition pour être autorisé à percevoir 75 centimes pour chaque bain pris dans la source de César ou dans les *caves naturelles* du Pavillon, et 15 centimes pour chaque litre d'eau puisé dans le bain de César. — Jusqu'alors les bains dont nous parlons, aussi bien que les eaux puisées à leurs sources, n'avaient été assujettis à aucune rétribution et étaient de jouissance gratuite pour tous.

Le préfet sursit à statuer sur les droits nouveaux que Lizet demandait à percevoir, jusqu'à décision du ministre de l'intérieur, auquel il en fut référé. Ce dernier, avant de statuer, demanda qu'il lui fût transmis une enquête ou acte de notoriété, rédigé par voie administrative, constatant *que le public avait joui dans tous les temps du droit de se baigner dans le bain de César et dans les caves naturelles du Pavillon, et d'y puiser de l'eau gratuitement.*

Après avoir reçu les pièces demandées, le ministre déclara, le 5 janvier 1808, qu'il allait en référer au gouvernement, à qui seul appartenait le droit de prononcer définitivement. Enfin, à la date du 7 juillet 1809, un décret fut rendu qui déclara que le sieur Lizet *ne pourrait recevoir aucune rétribution des malades qui prendraient des bains dans les cuves naturelles et dans le bain de César, ni des personnes qui y puiseraient des eaux.* (L'original de ce décret impérial est conservé aux Archives de l'empire.)

A quelque temps de là, dans une adresse à l'empereur, le conseil général du Puy-de-Dôme demanda que les bains du Mont-Dore fussent rachetés pour cause d'utilité publique. M. Ramond, alors préfet de ce département, présenta la demande du conseil général au ministre de l'intérieur, sur le rapport duquel fut rendu le décret du 13 mars 1810, qui prononça la cession des bains du Mont-Dore et de leurs dépendances, pour cause d'utilité publique. Ce décret fut notifié le 17 avril suivant au sieur Lizet, qui y forma une opposition dont il fut débouté par un nouveau décret du 23 septembre de la même année.

Des experts furent nommés pour procéder à l'estimation des bains, conformément à la loi du 16 septembre 1807, et, le 25 avril 1811, ils procédèrent aux opérations pour lesquelles ils avaient été commis, en prenant pour base de leur estimation le décret du 7 juillet 1809, qui fixait les droits que le sieur Lizet était autorisé à percevoir. Les experts ne comprirent point dans leurs opérations les bains pris *soit dans les cuves naturelles, soit dans le bain de César, non plus que les eaux puisées dans ces sources, par la raison que ces deux objets avaient toujours été une jouissance gratuite et commune à tous, et que le public avait été maintenu dans cette jouissance par le décret précité.*

Devenu propriétaire des bains, le département les afferma, en maintenant le droit de gratuité pour les bains pris dans la source de César et dans les cuves naturelles. Mais en 1822 la partie de l'établissement connue sous le nom de Piscines fut ouverte au public, et, pour la commodité du service, c'est là que fut transportée la jouissance des bains gratuits, sorte de servitude désormais reconnue par décret.

Cette gratuité se trouve mentionnée dans tous les arrêtés des préfets du Puy-de-Dôme antérieurs à 1858. On peut lire notamment dans celui en date du 26 juin 1849, que les bains pris dans les deux grandes piscines sont gratuits pour tous les malades indistinctement.

En 1855, l'établissement du Mont-Dore fut affermé au sieur Brosson (Michel-Eugène), et l'article 8 du cahier des charges imposé au nouveau concessionnaire fixa les prix à percevoir pour l'administration des eaux. Dans cet article il ne fut point fait mention des bains de piscines, qui, comme par le passé, restèrent gratuits.

Aussi ce n'est point sans surprise que nous avons vu un nouveau tarif, en date du 1er janvier 1861, accorder au concessionnaire le droit de percevoir 20 centimes pour les bains de piscines, de telle sorte qu'il n'existe plus aujourd'hui de bains gratuits au Mont-Dore.

Mais si les rédacteurs du tarif de 1861 ont pour la première fois perdu de vue les précédents que nous venons de rappeler, ce ne peut être que par le fait d'un oubli, et l'administration, mieux éclairée, ne saurait tarder à rendre ce tarif sans effet, en obligeant le concessionnaire à délivrer, comme par le passé, des bains gratuits à tous les malades pauvres qui voudront user d'un droit jusqu'alors inconstesté.

(*Extrait de la Gazette des Eaux.*)

RENSEIGNEMENTS UTILES.

Hôtels.

HOTELS.

Baraduc, hôtel de Lyon.
Bellon, hôtel de Bordeaux.
Bellon, hôtel de la Poste.
Boyer-Bertrand.
Boyer-Parisien.
Brugière.
Chabaury (veuve).
Chabory, hôtel de Paris.
Cohadon-Bertrand.
Cohadon-Doucet.
Cohadon-Gilbert, hôtel de la Paix.
Taché, hôtel du Balcon.

HOTELS GARNIS.

Bany.
Baraduc-Laudouze.
Baraduc-Déliat.
Baraduc-Tournade.
Boyer-Chanonat.
Cadet-Boyer.
Chabory-Léon, vastes appartements richement meublés.

HOTELS GARNIS.

Chanonat-Ollier.
Chazotte.
Cohadon-Canard.
Cohadon-Chabaury.
Cohadon-Louis.
Gay.
Gouzon-Dourif.
Gouzon-Ménial.
Lacombe-Lagaye.
Mabru.
Madeuf.
Madeuf-Baraduc.
Ramade (aîné).
Ramade (jeune).
Raynaud, café.
Serre-Lacombe.
Taché, annexe de l'hôtel du Balcon.
Des Thermes.
Villa des Bains.
Villa Brugière Jules.
Villa, de l'hôtel de Paris.

Prix variables, de 5 à 12 francs par jour, logement et nourriture.

Poste aux lettres.

Mademoiselle Boxv, directrice.	1er départ,	midi 30 minutes.
	2e —	9 h. du soir.
	1re distribution,	7 h. du matin.
	2e —	8 h. du soir.

Télégraphe.

Le bureau est ouvert tous les jours, à 9 heures du matin.

Pharmacie.

Les baigneurs trouveront à la pharmacie Bartin, rue du Château-d'Eau, vis-à-vis l'hôtel du Balcon, toutes les préparations pharmaceutiques nécessaires à leur traitement.

Cette pharmacie, depuis longtemps connue, a toujours été en faveur auprès des habitués du Mont-Dore, et les soins minutieux qu'apporte M. Bartin à exécuter toutes les préparations médicinales nous font un devoir de constater un succès si honorablement acquis.

C'est à la pharmacie Bartin que se trouve le *seul dépôt* des pastilles du Mont-Dore de Gautier-Duché.

Salon de l'Établissement.

M. Leseine, directeur. Tous les soirs, spectacle, concert ou soirée dansante.

Un cavalier	20 fr.
Une dame.	15
Abonnement de famille.	40
Entrée pour les personnes non abonnées.	2

La carte d'abonnement au salon donne droit à la lecture des journaux.

Promenades.

La grande cascade.
La cascade du Serpent.
La cascade de la Dore.
Le pic de Sancy.
La gorge des Enfers.
Le Capucin.
Le salon du Capucin.
Le salon de Mirabeau.
La cascade de la Vernière.
La Bourboule et ses eaux.
La grotte de la Bonne-Femme.
La roche Vendeix.
La cascade du Quereilh.
Le lac de Guéry.
Les roches Tuillière et Sanadoire.
Le lac Pavin et le creux de Soucy.
La ville de Besse.
Le lac Chambon.
Murol et son château.
Saint-Nectaire et ses eaux.
La vallée de Chaudefour.
La vallée de Saint-Sauves, etc.

Règlement et tarif pour l'administration des eaux.

Le PRÉFET du Puy-de-Dôme,

Vu le bail par lequel le département a cédé à M. BROSSON (Michel-Eugène) l'exploitation de l'établissement thermal du Mont-Dore avec toutes ses sources actuelles ou futures, ses bâtiments d'exploitation, terrains et dépendances sans aucune exception ni réserve;

Vu les anciens règlements et la nécessité de mettre le nouvel état des choses d'accord avec les conditions insérées au cahier des charges du concessionnaire;

ARRÊTE :

ARTICLE PREMIER. — Le concessionnaire aura le droit de percevoir les prix ci-après fixés pour la délivrance des eaux minérales ou l'administration des bains, douches, vapeurs, bains de pieds, etc., etc. :

Eaux prises en boisson ou en gargarisme pendant une saison ou fraction de saison. . . . . 3 f. »

(Les fontaines pour la boisson seront ouvertes, suivant les besoins, le matin, de 4 h. à 10 h., et le soir, de 2 h. à 5 h.)

Bains pris dans l'établissement avant 10 heures du matin	1	30	Avec 1 peignoir et 2 serviettes
Douche liquide aux mêmes heures	1	30	
Bain et douche ensemble (*Id.*)	2	30	—
Bain et douche pris après 10 h. du matin	1	50	—
Bain et douche ensemble, pris après 10 h. du matin	2	50	—
Douche de vapeur	1	»	
Douche ascendante interne	»	60	Avec une serviette.
Aspiration de vapeur (salles du haut)	»	75	
Aspiration de l'eau poudroyée	»	75	
Aspiration de vapeur (salles du bas)	»	40	
Douche liquide dans la salle des piscines	»	40	
Bain particulier dans les piscines	»	40	
Bain en commun dans les piscines	»	20	
Bain de pieds dans l'établissement	»	25	Avec une serviette.
— à domicile	»	25	

Le linge fourni pour tout autre service sera payé ainsi qu'il suit :

Serviette	»	10
Peignoir	»	30
Fond de bain	»	30

VENTE DES EAUX EXPORTÉES.

Un litre	(emballage compris)	»	60
1/2 litre	id.	»	50
1/4 de litre	id.	»	45

REMPLISSAGE DES VASES FOURNIS PAR LES PARTICULIERS.

Le concessionnaire percevra 30 centimes, y compris le bouchon, pour chaque vase d'eau à remplir, quelque inférieure que la contenance de ce vase soit à celle d'un litre.

RÉTRIBUTIONS DUES POUR LES GENS DE SERVICE.

Les malades traités dans l'établissement devront aux servants, pour la durée de la saison des bains ou douches. . . . . 3 »

Les personnes qui prendront moins de dix bains ou de dix douches devront, pour le service de chaque bain, douche d'eau ou douche ascendante . . . . » 25

Pour dix bains ou douches et au-dessus, le prix entier du tarif. . . . . 3 »

Les malades traités dans les piscines devront, pour la durée de la saison des bains ou douches . . . . 1 »

Les malades qui prendront moins de dix bains ou de dix douches dans les piscines devront, pour le service de chaque bain ou douche . . . . » 10

Pour dix bains ou douches et au-dessus, dans les piscines, le prix entier du tarif. . . . . 1 »

Toutes ces rétributions seront versées entre les mains du concessionnaire chargé d'en faire compte à ses employés.

Les militaires (sous-officiers et soldats) et les indigents sont exempts de cette rétribution.

Les bains et les douches des piscines sont donnés, le soir, de 7 à 11 heures, suivant les besoins du service.

PORTEURS.

Il est dû aux porteurs, pour chaque course, 60 centimes. (La course comprend l'obligation d'aller chercher et de rapporter chaque malade dans sa chambre, autant que cela sera possible.)

Le salaire des porteurs est obligatoire pour tous les bains ou douches qui se prendront avant dix heures du matin.

Cette rétribution sera également versée entre les mains du concessionnaire.

Ce service sera fait gratuitement pour les militaires et les indigents que l'inspecteur déclarerait être dans l'impossibilité de se rendre à pied aux bains.

DÉLIVRANCE DES BAINS OU DOUCHES.

Art. 2. — Les bains, sous aucun prétexte que ce soit, ne pourront durer plus de 45 minutes.

Les douches ne devront jamais durer plus de 15 minutes, qui seront comprises dans les 45 minutes du bain, de telle sorte que le bain et la douche ensemble, ou le bain seul, ne devront pas dépasser 45 minutes. Il est défendu aux gens de service de donner la douche en plusieurs fois.

Les personnes qui seront inscrites sur les registres de bain, lorsqu'elles n'avertiront pas au bureau du concessionnaire, et ce pendant les heures d'ouverture dudit bureau, qu'elles ne prendront pas de bain le lendemain ou les jours suivants, devront le prix entier du bain, y compris une demi-course de porteurs.

Art. 3. — Le bureau de l'administration du concessionnaire sera ouvert le matin, de 6 à 10 heures, et le soir, de 2 à 5 heures ; l'heure de 5 à 6 du soir sera réservée pour la distribution des cartes gratuites.

Art. 4. — Le service médical ne pourra commencer avant 3 heures du matin, et se terminera à 10 heures du matin.

La police médicale de l'établissement est dévolue, sous notre surveillance, au médecin inspecteur de l'établissement.

Ce fonctionnaire ne devra rien exiger des malades dont il ne dirige point le traitement, ni de ceux auxquels il ne donne aucun soin particulier; il est tenu de donner ses soins gratuitement aux militaires (sous-officiers et soldats) et aux indigents.

Art. 5. — L'établissement des vapeurs sera ouvert à partir du 1er juillet jusqu'au 1er septembre.

Toutefois il sera facultatif au concessionnaire d'avancer ou de prolonger ce délai, sans que d'ailleurs on puisse l'y contraindre.

Art. 6. — Les malades, avant de pénétrer dans les salles d'aspiration, devront être munis de chaussures, d'un pantalon et d'une chemise à manches; l'emploi de vêtements pouvant dégager une odeur désagréable est interdit.

Art. 7. — A l'exception de l'inspecteur de l'établissement, des médecins, des employés attachés au service, des malades et de leurs parents et serviteurs, nul ne peut pénétrer dans les locaux affectés au service médical pendant les heures consacrées aux traitements.

Art. 8 — Aucun malade du département ne peut être admis gratuitement dans les piscines s'il ne présente des pièces constatant son état d'indigence; l'indigence est constatée par un certificat du maire de la résidence habituelle du malade, visé par nous et enregistré à la préfecture.

Tous les malades traités gratuitement suivront leur traitement dans les piscines et dans les salles d'aspiration du bas.

Art. 9. — Le concessionnaire est tenu de délivrer aux habitants du Mont-Dore de l'eau minérale pour les bestiaux malades; pour empêcher toute fraude, les seaux ou autres vases dans lesquels on viendra la chercher devront contenir une poignée de farine ou un verre de lait. La délivrance de l'eau aura lieu en présence du commissaire de police.

Art. 10. — Les galeries, promenoirs, trottoirs, etc., des bâtiments de l'établissement sont exclusivement réservés à l'usage des malades, ainsi que des gens de service; il est interdit de fumer sous les galeries pendant les heures des différents services médicaux.

Art. 11. — Aucune rétribution autre que celles indiquées dans le tarif ci-dessus ne pourra être exigée.

Il est défendu à tous les employés, sous peine d'exclusion immédiate, de demander aux personnes qu'ils ont servies aucune rétribution à titre d'étrennes, gratification, etc., etc.

Art. 12. — Le médecin inspecteur a seul le droit de diriger le traitement médical des malades traités gratuitement et de ceux qui sont admis à l'hospice.

Le concessionnaire sera tenu d'accorder gratuitement, suivant les prescriptions de l'inspecteur, l'usage des eaux et des bains aux indigents appartenant au département du Puy-de-Dôme, admis en vertu de décisions préfectorales.

Art. 13. — Les indigents appartenant aux départements étrangers ne pourront être admis à l'usage gratuit des eaux et des bains qu'en vertu d'arrêtés préfectoraux.

Art. 14. — Les tarifs et règlements antérieurs au présent arrêté sont et demeurent rapportés.

Fait à Clermont-Ferrand, le 1er janvier 1861.

Le Préfet du Puy-de-Dôme, Comte de PREISSAC.

9821 — Paris. Imprimerie Édouard Blot, rue Saint-Louis, 46.

41

www.ingramcontent.com/pod-product-compliance
Ingram Content Group UK Ltd.
Pitfield, Milton Keynes, MK11 3LW, UK
UKHW022154170726
13837UKWH00004B/1977